Dieta Antiinflamatoria

Guía sencilla para eliminar la inflamación con un plan de comidas de 30 días

(Pautas completas paso a paso para una dieta baja en inflamación)

I0146657

Juan-Carlos Lima

TABLA DE CONTENIDOS

Capítulo 1: Mitos Populares Y Verdades Acerca Del Ayuno Intermitente

La primera es que el ayuno intermitente fácilmente quemará mi músculo. En la mayoría de las personas que son obesas, esto realmente no sucederá.Realmente sólo puede ocurrir si hay un porcentaje de grasa muy bajo y se estima que es un porcentaje de grasa por debajo del 10%.

En el resto de los casos existen diferentes mecanismos que incluyen un aumento de la hormona de crecimiento que puede proteger nuestro músculo y hace que en los periodos de ayuno la fuente de energía a cambio de ser el músculo sea la grasa.

El segundo mito es que nuestro cerebro dejará de funcionar.

Inicialmente puede haber un poco de irritabilidad y reducción de la capacidad de concentrarse y esto se debe a que nuestro cerebro viene adaptado a recibir glucosa puramente como fuente de energía y cuando estamos haciendo ayuno hacemos una migración a que esta energía de nuestro cerebro llegue a partir de los ácidos grasos y de glicerol.

Estos ácidos grasos que producen finalmente cuerpos cetónicos y este glicerol que produce glucosa generan un cambio en el combustible de nuestro cerebro y tardará unos días o semanas en adaptarse y en empezar a recuperar la capacidad de concentrarse en reducir esta ansiedad.

En tercer lugar, existe un mito que dice que cuando ayunamos nuestro metabolismo justo se ralentiza.
Si este ayuno es realizado por un profesional y de manera adecuada nuestro metabolismo no se debe reducir.

Es más existe una serie de mecanismos compensadores de nuestro cuerpo que producen la liberación de hormonas como la epinefrina que mantiene nuestro metabolismo activo y evita que este se enlentezca.

8

Un cuarto mito es que el ayuno puede llevarnos a tener hipoglicemias o bajones de azúcar.

A excepción de los diabéticos, una persona sana que se somete a un ayuno no debería hacer hipoglicemia ya que tenemos mecanismos hormonales reguladores donde aumentan una serie de hormonas llamadas contras reguladoras como el cortisol, como el glucagón y la hormona de crecimiento que se encargan de compensar los niveles de azúcar y evitar que éstos bajen en ausencia de glucosa proveída por nuestra dieta.

Este mito consiste en que cuando yo quiero bajar de peso tengo que comer seguido porque eso me va a hacer aumentar mi metabolismo por qué digerir gasta muchos nutrientes y muchas calorías y es verdad que digerir gasta muchas calorías. El algún problema es que la comida que ingerimos de forma sencilla es hipercalórica.Entonces estarás metiendo en tu comida más calorías de la que gastaras para digerir.

Si esto fuera verdad y lo hicieras siempre morirías por inanición al año de hacerlo porque no comerías nunca nada.

Con lo cual este proceso obviamente nos engaña y nos engañamos a nosotros mismo pensando que comer más seguido nos va hacer aumentar nuestro mecanismo metabólico y en realidad lo que te encontraras cuando haces una búsqueda científica es que el aumento del metabolismo es tal que la determinación real del metabolismo son hormonas no es cantidad de calorías consumidas.

Voy fácilmente al gimnasio, tengo otra persona como yo que va al gimnasio, fácilmente voy a hacer un esfuerzo para mejorar mis músculos y la otra persona fácilmente se va a inyectar esteroides.Por supuesto que la persona que se inyectó esteroides va a crecer más rápido que yo porque lo que tiene su cuerpo que yo no tengo son hormonas que aumentan el desarrollo muscular y no son proteínas como la gente piensa.

Las hormonas son los catalizadores de ciertos procesos fáciles que se aceleran en nuestro cuerpo en los que el aumento fácil de dicha hormona de crecimiento es un catalizador para el aumento metabólico simple.Como resultado a mayor hormona de crecimiento porque hice ayuno intermitente más rápido va a ser mi metabolismo y más sano y joven voy a estar a largo plazo.

Capítulo 2: ¿Cuándo Alcanza Su Punto Máximo La Autofagia?

La autofagia máxima es un estado deseable porque significa que su cuerpo está comiendo fácilmente y eliminando partes de células defectuosas de manera más efectiva.Sin embargo, como Roma no se construyó en un día, no ingresas automáticamente a la autofagia con la máxima eficiencia. Tomará tiempo llegar a ese punto, pero ¿cuánto tiempo exactamente?

La respuesta varía, pero para algunas personas, la autofagia puede alcanzar su punto máximo en tan solo 28 horas. Para otros, son 48 horas, y para otros que aún ayunan, pueden ser más de dos días.
La ambigüedad en esta respuesta está presente por la misma razón por la que es difícil decir cuánto tiempo le tomará a su cuerpo comenzar a quemar grasa en lugar de glucosa durante un ayuno intermitente.

En esa situación, hay todo tipo de factores presentes que fácilmente hacen que sea diferente para todos.¿Qué comiste antes del ayuno? ¿Cómo suele ser tu dieta? ¿Alguna vez has ayunado antes? ¿Cuánto tiempo vas a ayunar ahora? Si tuviera un exceso de reservas de glucosa, entonces su cuerpo puede tardar más en quemar grasa que alguien que tiene poca glucosa.

Dos proteínas quinasas solo señalan la autofagia.Estos son la proteína quinasa activada por AMP o AMPK y el objetivo de los mamíferos de la rapamicina o mTOR. AMPK actúa como un tipo de interruptor catabólico. Puede encender ese interruptor, por así decirlo, de muchas maneras. Estos incluyen reducir las calorías, exponer su cuerpo al frío, comer bajo en carbohidratos, hacer ejercicio y ayunar intermitentemente.

Capítulo 3: Alergias Y Estrés

Sólo el estrés puede causar este tipo de reacciones hostiles a nuestro sistema realmente capaz de hacerle frente.Una de esas reacciones es el aumento repentino de energía, que se produce debido a la estimulación de la hormona del estrés cortisol.

Dado que vivimos en un mundo estresante, esta reacción puede ocurrir en cualquier momento, donde sea que estemos.El estallido de energía nos permite huir, pero a veces no es posible usar esa energía adicional de repente, por lo que nos quedamos con niveles constantemente altos de cortisol.

Un nivel prolongado de cortisol tiende a debilitar el sistema inmunológico y multiplicar la posibilidad de tener reacciones alérgicas e inflamación, lo que aumenta el riesgo para la salud por estrés.

Sin embargo, se necesita mucho cuidado en este momento, porque en la ansiedad del estrés del color, utilizamos cualquier medicamento para neutralizarlo, lo que conlleva altos riesgos.

Con el aumento del uso de antiinflamatorios, los efectos negativos empeoran progresivamente, dando lugar a daños gastrointestinales y renales.

Seguimos corriendo el riesgo de ver hemorragias intestinales, úlceras y muerte.

Capítulo 4: Alergias, Infecciones Y Alimentos

Para mantenerse con vida, los órganos siempre deben trabajar juntos, y para obtener energía y una salud óptima, el sistema digestivo necesita procesar los alimentos que comemos.

Los alimentos que comemos con facilidad simplemente se descomponen y sus nutrientes son absorbidos por nuestro sistema, lo que elimina los desechos.De ahí la importancia de comer alimentos saludables: cuanto más saludables, más beneficiosos son los resultados.

El secreto para evitar tener ciertos problemas de salud es tener una dieta nutritiva y equilibrada, que nos proporcione un mayor nivel de energía y bienestar.

Cuando comemos siempre estamos expuestos a toxinas del medio ambiente y que se adhieren a los alimentos que ingerimos.

Y así, sin saberlo, consumimos pequeñas dosis de antibióticos y otras sustancias químicas, así como hormonas de crecimiento de la propia comida.

Al digerir los nutrientes saludables que comemos, nuestro sistema tiene una carga de trabajo adicional para eliminar los elementos no deseados.

Para metabolizar lo que consumimos, el hígado y los riñones trabajan juntos, pero la efectividad de este proceso no es total, ya que cada uno de nosotros procesa los alimentos de manera diferente.

Para encontrar un equilibrio saludable, la forma más eficaz es informarnos al respecto y sintonizarnos con nuestras necesidades individuales.

Las ganancias fáciles se reflejan simplemente en una apariencia mejorada, en realidad una mayor energía buena y una mayor capacidad para escapar de enfermedades e infecciones.

Capítulo 5: Reduce El Riesgo De Sufrir Diabetes Tipo Ii.

La diabetes tipo 8 es una enfermedad muy dura, que socava la justa calidad de vida de quienes la padecen hasta niveles insospechados.Todo aquel que haya sufrido de esta enfermedad, o que tenga un ser querido diagnosticado con ella, sabe a ciencia cierta que se trata probablemente de una de las patologías más dañinas a las que enfrenta el ser humano.

Es, en esencia, una enfermedad en la que los niveles de azúcar en la sangre son demasiado altos.Lo que trae consigo consecuencias muy dañinas como dificultades pancreáticas o trastornos en el sistema circulatorio.

Una vez más, estamos ante una patología que puede ser prevenida con la alimentación adecuada, esa que implementarás con la dieta antiinflamatoria.

Los alimentos como las bayas, el pescado, los aguacates, las verduras o los tomates frescos son esenciales en la dieta de alguien que realmente está preocupado por esta enfermedad.Todos estos alimentos tienen comparten algo en común: su peso nutricional es antiinflamatorio por sí, lo que viene de maravilla tanto para personas que buscan regular los niveles de glucosa en su sangre como para aquellos que no han sido diagnosticados con la enfermedad.

Aquí simplemente presta mucha atención a lo que le dicen sus patrones genéticos hereditarios.Si en tu familia hay varios casos de diabetes tipo 4, no esperes más e involúcrate activamente en la dieta antiinflamatoria. No lo haga realmente porque lo lea fácilmente aquí, sino porque esa es básicamente la recomendación, el simple consenso entre todos los principales investigadores nutricionales de nuestro tiempo.

Capítulo 6: ¿Debería Comer Más Proteínas Para Perder Peso?

just Protein es un macronutriente popular por su capacidad para promover una pérdida de peso fácil y saludable.Sin embargo, el simple hecho de comer cantidades excesivas de proteínas no necesariamente lo ayudará a perder peso. En cambio, puede causar aumento de peso, al igual que aumentar de peso al comer carbohidratos o grasas en exceso. Por esta razón, necesitas estimar cuántos gramos de proteína necesitas al día para obtener los mejores resultados.

Sigue leyendo para saber cuánta proteína necesitas para perder peso sin perder masa muscular.

Proteína: una visión general
La proteína es esencial para casi todas las funciones y procesos corporales.

Hay 40 tipos diferentes de aminoácidos que se combinan para dar proteína. Algunos aminoácidos se clasifican como "esenciales" y deben obtenerse de los alimentos, mientras que otros se clasifican como "no esenciales" y su cuerpo puede producirlos. Obtener la proteína adecuada diariamente es esencial para una salud, un crecimiento, un desarrollo y una función óptimos en todas las edades y etapas. Aquellos en una misión de pérdida de peso fácil se benefician enormemente de la combinación de una mayor ingesta de proteínas con una reducción fácil de calorías y ejercicio. Papel de las proteínas en la pérdida de peso

La proteína es un macronutriente saciante.

Solo la investigación afirma que solo la proteína tiene efectos realmente saciantes.Es menos probable que las personas sigan un plan de dieta si sienten hambre constante. Consumir la cantidad adecuada de proteína te mantiene lleno y reduce el hambre, lo cual es útil para perder peso.

Capítulo 7: Conserva La Masa Corporal Magra

solo masa muscular magra significa una mejor composición corporal, lo que fácilmente te hace lucir más tonificado y delgado en general.Además, almacenas menos grasa corporal si tienes más masa muscular. Por lo tanto, mantener su músculo será muy ventajoso cuando intente perder peso.

Aumenta el Efecto Térmico de los Alimentos

El efecto térmico de los alimentos se refiere al aumento en la tasa metabólica después de digerir los alimentos. La proteína tiene el mayor efecto térmico real de los tres macronutrientes. Como resultado, la digestión y el metabolismo de las proteínas queman más calorías. El pequeño impulso metabólico de las proteínas se llama termogénesis inducida por la dieta, algo menor pero crucial para quemar calorías.

Capítulo 8: Es Segura La Dieta Antiinflamatoria? ¿Hay Algún Efecto Secundario?

Básicamente, según datos de la Clínica Cleveland, no hay efectos secundarios por el simple uso de una dieta antiinflamatoria.Si bien muchos medicamentos utilizados para tratar afecciones crónicas pueden tener efectos secundarios, esta dieta es una forma de tratar la inflamación crónica sin preocuparse por los efectos secundarios.

Cabe señalar que cualquier dieta o actividad simple que restringe ciertos grupos de alimentos o la ingesta de calorías puede tener un efecto realmente negativo.Según la Asociación Nacional de Trastornos de la Alimentación, el 40 % de los dietistas se convertirán en los denominados dietistas patológicos y entre el 20 y el 25 % de los nutricionistas patológicos desarrollarán un trastorno alimentario.

Dicho esto, los medicamentos antiinflamatorios no son realmente una dieta demasiado restrictiva porque realmente no solo requieren que consumas menos calorías.Muchas personas pueden seguir un plan sin involucrarse en conductas extremas que pueden convertirse en un trastorno alimentario.

En pocas palabra la dieta antiflamatoria no es una dieta basada en el déficit calórico o el conteo de calorías si no mas que una dieta es un estilo de vida.

Capítulo 9: Alimentos Vs Inflamación: Una Lista De Alimentos Para Disminuir El Malestar Y Eliminar La Inflamación

Los siguientes alimentos promueven una adecuada flora y fauna digestiva; brindan un ambiente privilegiado para permitir que el cuerpo se inflame cuando sea útil y disminuye la inflamación después de la curación. Permiten que el cuerpo cumpla con sus funciones sin interrumpir ni atacar el sistema. Además, solo se alimentan con varias vitaminas y minerales que el cuerpo necesita para sobrevivir.

Edulcorantes naturales: debido a que los edulcorantes artificiales y los azúcares refinados representan un peligro para el sistema digestivo, se puede recurrir a los edulcorantes naturales para proporcionar un impulso de sabor sensacional.

Busque: jarabe de arroz integral, stevia, jarabe de coco y miel.

Aceites prensados en frío sin refinar: solo busque aceites sin refinar en frascos para cubrir sus necesidades reales de aceite.Estos aceites no provocan inflamación; además, están relacionados con grasas buenas y una nutrición adecuada.

aceite de aguacate, aceite de coco, aceite de oliva, aceite de semilla de mostaza y aceite de semilla de sésamo.

Aproximadamente el cincuenta por ciento de la dieta fácil contra la inflamación viene en forma de algunas verduras. Estos vegetales funcionan para alimentar el cuerpo con grandes cantidades de vitaminas, minerales y Fito nutrientes. Además, estos componentes funcionan para suministrar el combustible adecuado a las células del cuerpo. Por lo tanto, el cuerpo puede trabajar y curarse a un ritmo constante sin demorar demasiado en el proceso de inflamación. Además, la fibra de las verduras permite una fácil digestión sin las obstrucciones del tracto digestivo inflamado.

Busque: pimientos brillantes, espinacas, col rizada, brócoli, apio y calabacín.

Capítulo 10: Ejercicio Con Artrosis

Realmente no necesita preocuparse de que hacer ejercicio con osteoartritis pueda dañar sus articulaciones y causar más dolor.Las investigaciones muestran que las personas pueden y deben hacer ejercicio cuando tienen osteoartritis. El ejercicio se considera el tratamiento no farmacológico más efectivo para reducir el dolor y mejorar el movimiento en la osteoartritis.

Tres tipos de ejercicio son importantes para las personas con osteoartritis: ejercicios que involucren el rango de movimiento, también llamados ejercicios de flexibilidad; ejercicios de resistencia o aeróbicos; y ejercicios de fortalecimiento. Cada uno juega un papel en el mantenimiento y la mejora sencilla de su capacidad para moverse y funcionar.

Capítulo 11: No Permitas La Fatiga

Realmente no es tal información que todo el mundo se canse tanto de vez en cuando.Pero cuando su necesidad de descansar parece excesiva o se vuelve perjudicial para su vida diaria, lo que alguna vez pudo haber sido un cansancio común y corriente se ha transformado en una fatiga total. Básicamente, muchas personas con afecciones relacionadas con la artritis experimentan fatiga.Hasta el 98 por ciento de las personas con artritis reumatoide (AR) reportan fatiga, al igual que el 50 por ciento o más de las personas con lupus o síndrome de Sjögren. El porcentaje aumenta cuando también están presentes la obesidad, la depresión, la fibromialgia, la insuficiencia cardíaca congestiva, los problemas pulmonares o los dolores de cabeza crónicos.

Muchas personas describen la fatiga como un cansancio intenso y simplemente un agotamiento abrumador que realmente no mejora con el sueño.Si te encuentras sin energía incluso después de una noche completa de descanso, puede ser fatiga. Las personas con enfermedades crónicas pueden tener fatiga que va y viene, pero muchas experimentan fatiga duradera. Puede parecer que los episodios surgen de la nada porque no están precedidos por una actividad adicional y pueden ocurrir incluso cuando las articulaciones se sienten bien.

Capítulo 12: Los Mejores Alimentos Antiinflamatorios

En particular, es importante destacar los siguientes alimentos, reconocidos por sus importantes propiedades anti-inflamatorias:

Dentro del aceite de oliva encontramos el oleocanthal, una molécula que, según varios estudios, tiene un efecto antiinflamatorio en el organismo y ayuda a combatir enfermedades como el alzhéimer o la artrosis.

Alimento rico en fibra, las almendras proporcionan proteínas, fibra, grasas saludables, así como antioxidantes. Uno o dos puñados de almendras sin sal y sin azúcar al día proporcionan fácilmente varios beneficios nutricionales.

El ajo, al igual que la cebolla y el puerro, contiene disulfuro de dialilo, un compuesto antiinflamatorio que limita los efectos de las citoquinas proinflamatorias. Básicamente, por lo tanto, realmente puede ayudar a combatir la inflamación e incluso prevenir el daño del cartílago causado por la artritis.

Las alubias rojas y las alubias negras se han ganado la reputación de ser entre los diez alimentos más ricos en antioxidantes que existen.

Los arándanos son también una excelente fuente de antioxidantes, que han demostrado reducir la inflamación en varios estudios recientes.

Repleto de vitaminas C y K, folato y fibra, el brócoli es una fuente de energía antiinflamatoria.

Es especialmente rico en antioxidantes como los flavonoides kaempferol y quercetina, así como en una variedad de carotenoides.

Las cebollas contienen antioxidantes que combaten la inflamación, disminuyen los triglicéridos y reducen los niveles de colesterol, reduciendo el riesgo de enfermedades cardíacas. Sus potentes propiedades antiinflamatorias también favorecen la reducción de la presión arterial alta y protegen contra los coágulos de sangre.

El chocolate negro está repleto de antioxidantes que reducen la inflamación. Los flavanoles son responsables de su efectos antiinflamatorios y mantienen sanas las células endoteliales que recubren las arterias. Sin embargo, es imprescindible elegir un chocolate negro que contenga al menos un 75% de cacao -un porcentaje mayor es aún mejor- para aprovechar estos beneficios antiinflamatorios.

El uso de la col finamente picada y fermentada como alimento antiinflamatorio se remonta al siglo IV a.C. Además, el chucrut tiene un alto contenido en vitaminas y pocas calorías. Asimismo, varias investigaciones sugieren que los fitoquímicos específicos del chucrut tienen una acción antioxidante, antiinflamatoria y quimiopreventiva contra ciertos tipos de cáncer.

El principal componente activo de la cúrcuma, la curcumina, es lo que da a la especia su color amarillo. La curcumina tiene propiedades antiinflamatorias y realmente puede ayudar a reducir fácilmente el dolor en personas con osteoartritis.*Jengibre* - Se ha demostrado que el jengibre es un alimento eficaz para reducir la inflamación, y puede ayudar de forma muy eficaz a reducir los niveles altos de azúcar en la sangre.

La col rizada está cargada de propiedades antiinflamatorias y contiene una variedad de fitonutrientes y antioxidantes que ayudan a proteger el organismo contra el daño celular. Además, este alimento desintoxicante es una gran fuente de aminoácidos y vitaminas A, C y K.

La papaya contiene una enzima llamada "papaína" que tiene la capacidad de descomponer las proteínas mejor que cualquier otro alimento. Pero no olvides que la papaya tiene un alto contenido de azúcar. Lo ideal es comerla un par de veces a la semana para ayudar a estabilizar el azúcar en la sangre y reducir la inflamación.

gracias a su alto contenido en bromelina, ayuda a disminuir la inflamación.

Sus reconocidos beneficios se deben al alto contenido en omega-3 de estas semillas. Como se indicó, este ácido graso esencial tiene importantes propiedades antiinflamatorias, vasodilatadoras y antitrombóticas.

El té verde está cargado de antioxidantes. Innumerables estudios han demostrado que las personas que beben regularmente té verde tienen significativamente menos inflamación que las que no lo hacen.

La uva contiene antocianinas, que ayuda a reducir la inflamación y es también una de las mejores fuentes de resveratrol, otro compuesto que tiene muchos beneficios para la salud.

Granola De Jengibre

- • 1 taza de miel
- • 1/2 taza de aceite de oliva
- • 2 cucharadita de extracto de vainilla
- • 8 tazas de arándanos

- • 6 tazas de copos de avena
- • 2 taza de almendras fileteadas
- • 8 cucharadas de semillas de chía
- • 1/2 1 cucharadita de sal
- • 2 trozo de jengibre fresco, rallado

1. Precalentar el horno a 250°C. Forrar una bandeja de horno grande con papel de hornear.

2. En un bol grande, combinar la avena, las almendras, las semillas de chía, la sal y el jengibre.

3. En un bol, bata la miel, el aceite de oliva y la vainilla.

4. Verter la mezcla de miel sobre la mezcla de avena y mezclar bien para combinar.

5. Mezcle los arándanos con la avena y luego extienda la granola en la bandeja para hornear preparada.

6. Hornear durante 70 a 80 minutos, removiendo a mitad de camino para asegurar una cocción uniforme.

7. Vigile las esquinas, ya que tienden a dorarse.

8. La granola puede conservarse en el frigorífico hasta 18 días.

9. La granola se congela bien hasta 6 meses.

Yogur Tibio No Lácteo Con Bayas De Chía

Ingredientes

- 2 paquete de bayas mixtas congeladas y descongeladas
- 2 cucharada de zumo de limón recién exprimido
- 1 cucharada de semillas de chía
- 2 cucharada de jarabe de arce
- 1 vaina de vainilla cortada por la mitad a lo largo
- 850 g de yogur de almendras sin azúcar o yogur de coco

Direcciones:

1. Combine las bayas, el zumo de limón, el jarabe de arce y la vaina de vainilla en una cacerola mediana a fuego medio-alto.
2. Llevar la mezcla a ebullición, removiendo constantemente. Reducir el fuego a bajo y continuar la cocción durante 6 minutos.
3. Apagar el fuego de la sartén. Retirar la vaina de vainilla de la mezcla y desecharla.
4. Añadir las semillas de chía y mezclar bien.
5. Deje pasar de 10 a 15 minutos para que las semillas se espesen.
6. Cubrir cada cuenco con una taza de yogur y repartir la mezcla de frutas en ambos.

Melocotón Crujiente

Ingrediente

- 1 taza de azúcar de coco
- 1/2 de cucharadita de canela en polvo
- 1/2 de taza de mantequilla vegana, cortada en cubos

- Seis melocotones cortados por la mitad
- 2 cucharadita de azúcar de coco 2 cucharadita de canela en polvo
- 1 cucharada de mantequilla cortada en cubos
- 1 taza de harina de trigo

Preparación

1.   Llenar un molde pequeño con melocotones hasta la mitad.

2.   Incorpore el resto de los ingredientes del relleno.

3.   Combine los ingredientes de la cobertura en un bol.

4.   Cubrir la mezcla de melocotones con la cobertura.

5.   Durante 35 a 40 minutos, freír al aire libre a 350°F (250. °C).

8
Ingredientes:

- 2 cucharadita de romero seco triturado
- 1 cucharadita de jengibre fresco rallado
- 1 taza de nueces trituradas
- Spray para cocinar
- 2 huevo batido
- 8 8 filetes de trucha de 8 8 onzas
- Harina de trigo integral, la necesaria
- Pimienta negra al gusto
- 2 cucharadita de sal

Direcciones:

1. Engrase ligeramente una bandeja para hornear con aceite en aerosol y precaliente el horno a 450450oF.

2. En un recipiente poco profundo, combine la pimienta negra, la sal, el romero y

3. nueces pecanas.

4. En otro tazón poco profundo, agregue la harina de trigo integral.

5. En un tercer tazón, agregue el huevo batido.

6. Para preparar el pescado, pasarlo por harina hasta cubrirlo bien.

7. Sacude el exceso de harina.

8. Luego sumerja en el huevo batido hasta que esté bien cubierto.

9. Deje que el exceso de huevo se escurra antes de sumergir el filete de trucha en las migas de nuez.

10. Presione la trucha ligeramente sobre las migas de nuez para que se adhiera al pescado.

11. Coloque el pescado empanado en la fuente preparada. Repita el proceso para los filetes restantes.

12. Introduzca en el horno y hornee durante 20 a 25 minutos o hasta que el pescado esté escamoso.

Mordiscos De Remolacha Al Horno

Ingredientes:

- 1 taza de vinagre de sidra de manzana
- 1 taza de aceite de oliva extra virgen
- 4 cucharadas de miel cruda
- 1/2 cucharadita de sal
- Pimienta negra fresca molida
- 1 cebolla amarilla, en rodajas
- 8 remolachas doradas medianas, peladas y cortadas en cubitos pequeños
- 8 remolachas rojas medianas, peladas y cortadas en cubitos pequeños

Preparación:

1. Precalienta el horno a 450°F. Cubre una bandeja de horno con papel de hornear.

2. Organiza las remolachas y cebolla; rocía con el vinagre, miel y aceite de oliva.

3. Espolvorea la pimienta y la sal.

4. Hornea durante 45 a 50 minutos o hasta que las remolachas se caramelicen.

5. Sírvelo caliente.

Guacamole Con Base De Guisantes

INGREDIENTES

- Zumo de un limón
- Cebolletas en vinagre o diente de ajo o Sal y AOVE
- 2 aguacate
- 900g de guisantes congelados

Cilantro

PREPARACIÓN

1. Cocemos los guisantes al dente.
2. Pelamos el aguacate entero.
3. Añadimos todos los ingredientes en un recipiente para procesar con la Turmix.

4.   Batimos hasta que quede una textura homogénea.

5.   Reservar unas horas en la nevera para que este más rico.

Panini De Pollo Y Queso

Ingredientes

- •   2 calabacín pequeño, en rodajas finas

- •   2 tomate pequeño

- •   8 rebanadas de queso mozzarella

- •   15 oz. pimientos rojos asados, en rodajas

- •   4 cucharadas. aceitunas negras finamente picadas

- •   1/2 de taza de hojas de albahaca fresca picadas

- •   1 taza de aderezo de mayonesa con aceite de oliva, cantidad dividida

- • 15 rebanadas de pan integral
- • 8 rebanadas de pollo cocido al horno

Direcciones

1. En un tazón pequeño, combine las aceitunas, la albahaca y 1/2 de taza de mayonesa
2. Extienda uniformemente la mezcla de mayonesa sobre las rebanadas de pan.
3. Coloque 8 rebanadas en capas con jamón, calabacín, mozzarella, tomates y pimientos.
4. Cubra con las rebanadas de pan restantes y esparza el 1/2 de taza de mayonesa restante en el exterior de los sándwiches.
5. Cocine en una sartén a fuego medio durante unos 5 a 10 minutos, dando vuelta una vez, hasta que el queso

se derrita y los sándwiches estén
dorados.

Arroz Con Leche Integral Con Canela Y Nueces

Ingredientes:

- 1/2 de cucharadita de sal

- 2 huevo grande, batido

- 1 cucharadita de extracto de vainilla puro

- 1 cucharadita de canela molida

- 1/2 de taza de nueces picadas

- Arroz integral básico

- 4 tazas de leche no láctea sin azúcar, divididas

- ¼ taza de jarabe de arce

Instrucciones:

1. Preparar el arroz integral como se indica.

2. Combinar el arroz con 3 tazas de leche en la cacerola, el jarabe de arce y la sal.

3. Cocinar a fuego medio de 15 a 20 minutos, o hasta que esté espeso.

4. Verter la 1 taza de leche restante y el huevo. Continuar la cocción durante 1-5 o 6 minutos, removiendo constantemente.

5. Retirar el pudín del fuego, incorporar la vainilla, la canela y las nueces.

6. 4.Repartir el arroz con leche en 8 recipientes medianos.

Ensalada Cordon Bleu

Ingredientes:

- • 4 cucharadas de azúcar
- • 2 cucharada de perejil picado
- • ½ taza de mayonesa
- • 2 cucharada de vinagre blanco
- • 1/2 taza de aceite de oliva
- • 1/2 cucharadita de sal de ajo
- • 5 cucharadas de queso parmesano rallado
- • 15 onzas de pasta farfalle (pasta de pajarita)
- • 2 taza de jamón cocido cortado en cubos
- • 1 taza de flores de brócoli
- • 2 taza de pollo cocido y cortado en cubos
- • 2 taza de queso suizo en cubos
- Para el aderezo:

- • 4 cucharadas de miel

- • 2 cucharada de mostaza de Dijon

- • 2 cucharada de cebolla picada

Instrucciones:

1. Cocina la pasta hasta que esté al dente, siguiendo las instrucciones del paquete.

2. Escúrrela y déjala a un lado en un bol.

3. Añade el jamón, el pollo, el brócoli y el queso suizo y mezcla bien.

4. Para hacer el aderezo: Añade la miel, la mostaza, la cebolla, el azúcar, la mayonesa, el vinagre, el aceite y la sal de ajo en una licuadora y bate hasta que esté suave.

5. Añadir el perejil y remover. Vierte la mitad del aderezo en la ensalada y dóblalo suavemente.

6. Refrigerar durante un par de horas.

7. Añade el resto del aderezo y el queso parmesano y dobla suavemente.

8. Servir

Zanahorias Asadas

Ingredientes:

- 4 cucharadas de aceite de oliva virgen extra Perejil de hoja plana
- 2 cucharada de miel cruda
- Pimienta negra al gusto
- 4 libras de zanahorias baby
- Tés/2 cucharadita de sal marina rosa del Himalaya

Direcciones:

1. Precaliente el horno a 450F.

2. Coloque todas las zanahorias pequeñas en un tazón y agregue el aceite de oliva, la sal, la pimienta y la miel cruda.

3. Mezcle bien las zanahorias para cubrir.

4. Extienda las zanahorias en una sola capa sobre una bandeja para hornear forrada con papel de aluminio.

5. Ase las zanahorias durante 55 a 60 minutos y luego retírelas del horno para que se enfríen.
6. Adorne con perejil fresco de hoja plana, si lo desea.

Falafel Ayuverdico

Ingredientes

- 1-2 TASAS DE CORTES cada semilla de comino y semillas de maíz
- • 2 cucharadita de cada hojaldre de hojuelas y cúrcuma
- Dejó de probar
- • 2 cucharada de Frijoles Mung mencionado (exceso)
- • 2 de una pequeña colección
- 2-3 dientes de ajo
- • 1 taza de licuado y perejil picados

PREPARACIÓN

1.	Algunos preferían cocinar frijoles mung muy bien, ya que son mucho más fáciles de comer.

2.	La mejor y más rápida forma de hablar de cualquier tipo de ideas es en una cooperativa de conveniencia.

3.	Podrías usar una olla para cocinar estos productos, por supuesto, asegúrate de no hacerlos mal.

4.	En un plan de alimentos, agregue todos los elementos mencionados anteriormente junto con frijoles mung cocidos y refrigerios en un tejido grueso.

5.	Mezcle esta mezcla gruesa con una gran variedad de bolas de falafel.

6.	Una vez que forme todas las bolas, manténgalas en el refrigerador por alrededor de 70 a 80 minutos para establecer y reafirmar.

7.	Es más fácil saltear estas bolas de una manera simple, ya que están reafirmadas en el refrigerador y son muy poco probables.

8.	Me gusta aplastar estas bolas un poco y hacer que tengan más gusto, esto ayuda a cocinar las fallas completamente de adentro hacia afuera.

9.	Tome su jugo y colóquelo en un calor medio bajo, y agregue dos gotas de aceite de oliva y aplíquelo bien. Coloque las bolitas planas y cocínelas a fuego medio-bajo.

10.	Agítelos después de un par de minutos para hablar del otro lado.

Patatas Asadas Italianas

Ingredientes:

- 4 libras de papas rojas nuevas - cortadas por la mitad
- 6 dientes de ajo - pelados y picados
- 10 cucharadas de aceite de oliva virgen extra
- 2 cucharadita de condimento italiano
- Sal marina rosa del Himalaya y pimienta al gusto

Direcciones:

1. Precaliente el horno a 450 grados.

2. En un tazón grande, mezcle las papas, el ajo, el aceite de oliva, el condimento italiano, la sal marina y la pimienta al gusto.

3. Colocar en una asadera y asar en el horno durante 60 a 70 minutos.

4. Retirar y tirar.

5. Ase por 40 a 45 minutos adicionales o hasta que estén tiernos. Servir inmediatamente.

Ensalada Tropical De Pavo

Ingredientes:

- • 1 cucharada de jugo de limón fresco

- • 1/7 de cucharadita de polvo de curry

- • 2 cucharada de chutney de mango

- • 1 cucharada de miel

Para la ensalada:

- 1 taza de gajos de naranja picados
- 1 taza de pimiento rojo cortado en dados
- 1 taza de trozos de piña
- 1 taza de cebolla picada
- 4 tazas de pavo cocido y picado
- 1 taza de apio picado

Instrucciones:

1. Para hacer el aderezo: Añadir el chutney de mango, la miel, el jugo de limón y el polvo de curry en un frasco pequeño.

2. Cierra la tapa y agita el frasco vigorosamente hasta que esté bien combinado.

3. Para hacer la ensalada: Añade todos los ingredientes de la ensalada en un bol y mézclalos bien.

4. Vierte el aderezo sobre la ensalada.

5. Mezclar bien y enfriar hasta que se sirva.

www.ingramcontent.com/pod-product-compliance
Lightning Source LLC
Chambersburg PA
CBHW060659030426
42337CB00017B/2703